DOCTEUR G. SIREDEY

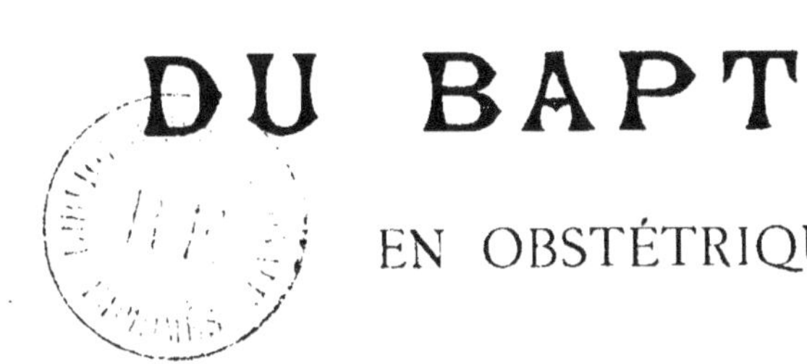

DU BAPTÊME

EN OBSTÉTRIQUE

Conduite du Médecin chrétien

1895

DU BAPTÊME EN OBSTÉTRIQUE.

Pendant mes études, je suivais souvent, dans les hôpitaux de Paris, la visite d'un médecin connu pour ses sentiments religieux. Un jour il me vit ondoyer un fœtus de trois à quatre mois. « C'est inutile! me dit-il. » Je lui montrai, pour réponse, les battements du cœur du fœtus, si faciles à constater chez les embryons de cet âge, par le soulèvement de la paroi thoracique.

Une telle ignorance, de la part d'un médecin chrétien, me surprit, et me donna pour la première fois, la pensée de ce petit travail. On ne saurait croire, en effet, combien cette question du baptême des enfants, surtout des embryons, est négligée par la plupart des médecins et des sages-femmes. On pense encore, et pas toujours, dans le cas de nécessité, à baptiser un enfant à terme; — mais un fœtus de quelques mois, un embryon de quelques semaines, à quoi bon? on n'y songe pas.

Du moins peu y pensent. Aussi m'estimerais-je heureux de pouvoir contribuer à attirer l'attention sur un point aussi important. J'ai d'ailleurs été encouragé à cela par la lecture d'un article déjà ancien, du Dr VANVERTS, publié dans le *Journal des Sciences Médicales de Lille* (1879, t. I, p. 336), article qui vient à l'appui de ce qui précède: « Cette si grave question du baptême n'est nullement mentionnée dans les *Traités d'accouchement*, sauf dans les *Cours* du professeur HUBERT, de Louvain: son importance n'en est pas moins considérable. Il est incontestable qu'elle doit peser du plus grand poids dans les déterminations des accoucheurs, et malheureusement la plupart de ceux qui, par leur profession, sont appelés à se trouver le plus souvent en présence d'enfants ou d'embryons à baptiser, ignorent absolument ce qu'il y a à faire, ou ne pensent pas à agir, ou baptisent dans des conditions fâcheuses, sans profit pour l'enfant. C'est cette ignorance que je veux combattre, car on ne saurait croire le nombre considérable d'enfants et de germes plus ou moins développés, qui meurent sans baptême par la négligence de ceux à qui ils sont confiés. »

§ I.

ACCOUCHEMENT A TERME OU PRÉMATURÉ.

L'enfant doit être baptisé — alors même qu'il est encore dans l'utérus — chaque fois que sa vie est en danger, ou pourrait être compromise par une opération.

Je suppose que les personnes auxquelles je m'adresse sont instruites des vérités fondamentales de la religion catholique, et savent que le baptême est le plus indispensable des sacrements. Aussi n'insisterai-je pas sur la nécessité de baptiser ou faire baptiser promptement tout enfant qui, à sa naissance, se trouve en état de mort apparente ou présente des accidents pouvant entraîner rapidement la mort. S'il n'y a pas danger pressant, il vaut mieux engager la famille à faire baptiser l'enfant par le prêtre de la paroisse, le plus tôt possible. Mais si l'on craint tant soit peu, il est bien préférable d'administrer le baptême de suite, pour ne pas s'exposer à voir mourir l'enfant sans baptême. De plus, si au moment de la naissance, l'enfant ne semble plus vivant, il faut cependant le baptiser de suite sous condition, à moins qu'on ne soit absolument sûr de la mort : il sera bon de se rappeler, dans ce cas, que la mort, malgré toutes les présomptions, n'est souvent qu'apparente, — et aussitôt après avoir ondoyé l'enfant, on emploiera pour le ranimer, les moyens ordinaires, insufflation, respiration artificielle, tractions rhythmées de la langue, etc.

De même qu'aux enfants à terme, il est de toute évidence que le baptême doit être conféré anx enfants nés avant terme. Mais ce qu'il serait possible d'oublier, surtout à cause des préoccupations du moment, c'est de baptiser, même avant que l'accouchement ne soit terminé, tout enfant en danger de mort. Que l'enfant soit à la vulve, qu'il soit encore au détroit supérieur, vous devez l'ondoyer sur la région accessible, quelle qu'elle soit, si vous redoutez qu'il ne naisse pas vivant.

Les cas qui rendent cette conduite nécessaire sont nombreux; j'en citerai quelques-uns. Voici par exemple une femme en travail et ayant soit un rétrécissement du bassin, soit de l'inertie utérine, etc. Le travail se prolonge, la femme se fatigue, la dilatation est faite ou est restée incomplète; vous craignez à juste titre pour la vie de l'enfant; vous vous décidez à appliquer le forceps ou à intervenir de toute autre façon. Il est prudent de baptiser l'enfant avant toute intervention. Je ne dis pas, remarquez le bien, qu'il faille ondoyer l'enfant chaque fois qu'on applique le forceps. Il est bien évident qu'une application de forceps, au détroit inférieur surtout, exige rarement le baptême préalable de l'enfant. Mais si au moment où vous appliquez le forceps, vous avez des craintes pour la survie de l'enfant, vous devez l'ondoyer avant l'opération.

Un autre exemple : vous vous trouvez près d'une femme prise d'éclampsie pendant le travail : vous savez que l'éclampsie tue en moyenne un enfant sur deux, et qu'après une dizaine d'accès, la mort de l'enfant est presque certaine. Il est donc indiqué de baptiser promptement l'enfant. Je ne dis pas non plus, cette fois encore, que vous devez donner le baptême intra-utérin, si vous pensez que l'enfant, par une intervention rapide, soit retiré vivant; mais si vous avez crainte pour sa vie, faites cela d'abord.

Voici enfin une présentation de l'épaule, et vous décidez de faire la version. Vous devez baptiser l'enfant sur le membre procident ou sur toute autre partie, avant de commencer l'opération ; car, d'une part la présentation de l'épaule, pour peu qu'elle se prolonge, est très grave pour l'enfant, et d'autre part la version n'est pas sans danger.

D'autres cas peuvent se présenter. La règle absolue est qu'il vaut mieux donner le baptême intra-utérin, quand même on a quelque espoir de voir naître l'enfant vivant, plutôt que de l'exposer à mourir sans baptême.

Il va sans dire enfin que le médecin recherchera s'il y a accouchement gémellaire et dans ce cas agira envers chacun des deux fœtus, dans les cas d'urgence, comme précédemment.

Monstres. — Les expériences d'I. GEOFFROY SAINT-HILAIRE ont prouvé que le monstre est le produit d'un arrêt de développement d'un ou de plusieurs organes embryonnaires. Le monstre est tantôt simple, tantôt composé. Il peut affecter les formes les plus extraordinaires. Les monstres composés semblent dus à la réunion, à la fusion de deux ou plusieurs germes (Lémery, Coste, Dareste, etc.).

De ce qui précède il résulte que : 1° quelques difformités que présente un produit humain expulsé par la femme, il faut toujours en cas de nécessité, l'ondoyer sous condition ; — 2° dans le cas de monstres composés, il faut administrer autant de fois le baptême qu'on suppose qu'il y a d'êtres différents. « Dans le doute, écrit VANVERTS, si un monstre est composé d'une ou plusieurs personnes, on doit s'attacher à ces paroles du Rituel : Peut-on discerner si le monstre a une ou plusieurs têtes, une ou plusieurs poitrines, il aura dès lors autant de cœurs, d'âmes et d'individualités distincts, et dans ce cas chacun des êtres devra être baptisé. »

§ II.

AVORTEMENT.

L'embryon ou fœtus doit être baptisé dans tous les cas, quel que soit son âge, à moins de mort certaine.

L'opinion ancienne, d'après laquelle les embryons seraient animés quelques semaines après la fécondation et à une époque variable suivant le sexe, est complétement abandonnée. De nos jours on pense communément que l'âme est créée au moment même de la fécondation, ou très peu de temps après. Il est donc du devoir du médecin, quelque doute qu'il puisse conserver à cet égard, de conférer le baptême à tout embryon, quel que soit son âge, à moins qu'il ne soit dans un état de macération tel que la mort ne soit pas douteuse.

Telle est l'opinion des théologiens. Voici comment s'exprime le cardinal Gousset (*Théologie morale*) : « Pour ce qui concerne le baptême des fœtus, comme suivant l'opinion la plus probable et la plus communément reçue parmi les auteurs modernes, le fœtus est animé dès l'instant même de la conception, il s'ensuit qu'on doit le baptiser à quelque époque de la gestation qu'ait lieu l'avortement. Si le fœtus, étant développé, offre la forme humaine et donne manifestement signe de vie, on doit le baptiser sans condition; si on doute qu'il ait vie, on le baptisera conditionnellement : *si vivis, ego te baptizo*, etc... Toutes les fois qu'on suppose qu'une femme a éprouvé un avortement, on doit examiner avec soin si les môles ou autre matière solide ne renferment pas un fœtus, un embryon ; car dans le doute même si l'avorton est vivant, on doit le baptiser conditionnellement. C'est aux curés à instruire les médecins et les sages-femmes sur ce point ; les accoucheurs seraient coupables s'ils négligeaient de baptiser les fœtus et les enfants qui, venant avant terme, seraient en danger. »

Voici aussi ce que dit Mgr Bouvier (*Abrégé d'Embryologie sacrée*) : « Ne pouvant assigner le moment où l'âme humaine est créée et unie au corps, nous devons regarder comme probable que c'est dès l'instant de la conception, ou au moins dès que le fœtus prend la forme d'un corps humain. Il s'ensuit : 1° qu'on doit baptiser tout fœtus provenant de la femme, si on n'y découvre pas des marques certaines de mort ; 2° qu'une femme, en cas d'accident pouvant se rapporter à une fausse-couche, doit veiller à ce qu'on ne jette pas inconsidérément les caillots ; 3° qu'il est utile d'avertir les sages-femmes. »

Ces citations légitiment donc cette règle, que le fœtus doit être baptisé dans tous les cas, quel que soit son âge, à moins de mort certaine. Bien plus, il sera nécessaire de baptiser l'embryon qui aura été expulsé même depuis un temps assez long, soit qu'il se trouve enveloppé de ses membranes ou entouré de caillots, soit que le médecin le retrouve dans le lit ou dans des linges mis à part. En effet les conditions de vitalité sont tout autres chez l'embryon que chez l'enfant qui a respiré : l'embryon, même non enveloppé de ses membranes, peut rester vivant pendant plusieurs heures, peut-être plus d'un jour. Si petit que soit l'embryon, n'eût-il que quelques semaines à peine, vous devez donc l'ondoyer, même lorsqu'il a été expulsé depuis quelque temps. A plus forte raison, il est nécessaire d'ondoyer un embryon plus âgé, même s'il a été expulsé plusieurs heures auparavant, même s'il ne donne aucun signe de vie, à moins que son état de macération ou de décomposition ne rendent la mort certaine. Pour ma part je me rappelle avoir vu un embryon de trois mois à peu près, et qui avait été décapité par des tractions intempestives. La tête était restée dans l'utérus. Placé sur une table, ce fœtus est resté vivant pendant plus de trente minutes, ce qu'il était facile de reconnaître aux mouvements du cœur qui soulevaient la paroi thoracique à chaque battement. A ce propos, je dois ajouter de nouveau qu'aux fœtus de deux, trois mois et plus, il faut donner le baptême même lorsque ces battements du cœur ne sont pas perceptibles. Le seul signe de mort certaine dans ces cas est l'état de macération ou de décomposition du corps de l'enfant.

Enfin, il ne sera pas inutile de rappeler ici combien, surtout chez les jeunes femmes, les fausses-couches d'un ou deux mois sont communes, et avec quelle facilité elles passent inaperçues. Il y a d'abord retard des règles, et peu après surviennent des pertes avec caillots et coliques. On croit souvent à un simple retour des règles, retour plus abondant à cause du retard. Que de fois cependant il s'agit d'une fausse-couche! L'embryon sera fréquemment retrouvé si on le recherche avec soin. Aussi, règle générale, toutes les fois que vous vous trouverez en présence de cas de ce genre, examinez l'utérus, et puis faites vous remettre le vase, les linges contenant les caillots. Outre que par un examen attentif, vous parviendrez plus vite à un diagnostic certain et à un traitement rationnel, vous aurez souvent la satisfaction de conférer le baptême dans des conditions favorables.

§ III.

DE LA MANIÈRE DE BAPTISER.

1° *De la manière habituelle de baptiser.*

Pour conférer le baptême, on verse sur la tête, et de préférence sur le front, de l'eau naturelle, et on prononce en même temps ces paroles : *Je te baptise au nom du Père, — et du Fils, — et du Saint-Esprit.*

Toute personne, sans distinction de religion, en état de grâce ou non, peut et doit, en cas de nécessité, donner le baptême, pourvu qu'elle ait l'intention de baptiser.

Il faut se servir d'eau naturelle, bénite ou non. Il faut que l'eau touche, mouille la peau. On aura donc soin d'enlever ou d'écarter tout ce qui pourrait être un obstacle.

L'eau doit déjà couler lorsqu'on dit : *Je te baptise*, et c'est la même personne qui doit verser l'eau et prononcer les paroles.

On est dans l'habitude de verser l'eau trois fois, en forme de croix, mais cela n'est pas nécessaire.

On doit prononcer les paroles sacramentelles d'une manière distincte, et au moins « assez haut pour s'entendre soi-même ». J'insiste sur ce point, car le médecin, entouré parfois de gens hostiles à la religion, pourrait être tenté de l'oublier.

Le médecin fera bien de baptiser lui-même et de ne pas s'en rapporter pour cela à des personnes qu'il ne connaît pas suffisamment. Par indifférence, ignorance ou émotion, ces personnes pourraient fort bien se tromper dans la manière d'administrer le sacrement.

2° Différents cas où l'on est obligé de s'écarter de la manière habituelle de baptiser.

(a) *Avortement*: Si l'embryon est très petit, il est préférable, pour le baptiser, de le plonger tout entier dans l'eau (eau tiède, si possible). S'il naît entouré de la poche des eaux, on le baptise d'abord sur la membrane en faisant précéder les paroles sacramentelles de ces mots : *si tu es capax* (si tu es apte), ou bien : *si tu vivis* (si tu vis), ou tout au moins en ayant la pensée de dire ces mots. Mais, comme le baptême est alors douteux, il faut après avoir rompu les membranes, le baptiser de nouveau, en disant ou ayant l'intention de dire : *si non es baptizatus, ego te baptizo*, etc. (si tu n'es pas baptisé, je te baptise, etc.).

(b) *Accouchement* : Trois cas peuvent se présenter :

1° Si l'enfant est né et se trouve en danger de mort, le baptême sera donné selon le rite ordinaire. Rien de spécial alors, à moins que des cheveux, du sang, du méconium, des débris de membrane, de la matière sébacée accumulée ne recouvrent le front. Il faut alors, autant que possible, les écarter.

2° Dans le deuxième cas, l'enfant est encore contenu dans l'utérus, mais une partie quelconque du corps est en dehors ou se présente à la vulve. Dans le cas d'urgence, c'est sur la partie qui se présente qu'on doit baptiser en disant ou ayant la pensée de dire : *si tu es capax* (si tu es apte), mais le baptême, donné alors sous condition, est douteux, et doit être renouvelé après la naissance, à moins de mort certaine.

3° Si aucune partie du corps n'apparaît, on devra se servir d'un irrigateur ou d'une seringue que l'on introduit jusque sur l'enfant. Il sera même parfois nécessaire, lorsque l'enfant est au détroit supérieur (et cela m'est arrivé plusieurs fois) de se servir d'une sonde pour atteindre l'enfant. Cette introduction sera faite en suivant l'index qui aura écarté les caillots et les membranes qui empêcheraient le liquide d'arriver directement sur le corps de l'enfant. On adapte ensuite le bec de la seringue à la sonde.

Baptême douteux : Chaque fois que le baptême est donné sur une partie autre que la tête ou la poitrine, ou bien à un enfant qui n'a pas franchi la vulve, ou bien à un fœtus enveloppé de ses membranes, le sacrement de baptême est douteux, il faut le renouveler sous condition après la naissance, en disant ou ayant l'intention de dire : *si tu n'es pas baptisé, — je te baptise,* etc., — et aussi prévenir le prêtre de la paroisse de ce qui a été fait.

Monstres : Le baptême des monstres ne diffère pas du baptême ordinaire. Dans le cas de monstres composés, il faut conférer le baptême autant de fois qu'on suppose qu'il y a d'êtres différents, suivant ce qui a été dit au deuxième paragraphe.

§ IV.

OPÉRATIONS OBSTÉTRICALES.

Embryotomie. — Cette question de l'embryotomie, très délicate en certains cas, a divisé les médecins en deux camps : les uns, conformant leur conduite à la doctrine de l'Église, ne pratiquent l'embryotomie que sur le fœtus mort, les autres n'hésitent pas à sacrifier l'enfant vivant. « Il existe, dit STOLTZ dans le *Dictionnaire de médecine et chirurgie pratiques*, des degrés d'étroitesse et d'obstruction qui n'empêchent pas d'une manière absolue l'extraction d'un enfant mort par les voies naturelles, mais qui ne livreraient jamais passage à un enfant vivant et intact. Faut-il alors sacrifier sciemment ce dernier pour épargner à la mère une opération dangereuse (l'opération césarienne)? C'est là la question tant controversée. » STOLTZ est de ceux qui ne consentiront jamais, dit-il, à porter la main sur un enfant vivant.

La règle ordinaire, mais non de précepte, est de ne pas pratiquer l'embryotomie sur un enfant vivant : il n'est pas permis de tuer l'enfant, même avec l'espoir d'être utile à la mère. « Ce serait un crime de briser l'enfant et de l'arracher par morceaux, comme on le fait trop souvent, si l'on n'a pas la certitude qu'il soit mort, car il a droit à sa vie comme s'il était né, et la mère ne peut consentir à cette atrocité pour sauver la sienne. » (Mgr BOUVIER).

Telle est aussi la conclusion du P. ESBACH, dans son livre intitulé : *l'embryotomie au point de vue théologique et moral*, ou examen de la question s'il est permis de tuer l'enfant pour sauver la mère.

Si cependant vous passez outre (et en somme il n'y a pas d'obligation absolue de conscience), n'étant pas convaincu de la valeur de ces observations, ou par suite de l'avis d'autres médecins appelés avec vous, n'oubliez pas de donner auparavant le baptême intra-utérin à l'enfant que vous allez sacrifier.

Opération césarienne. — Autre question très délicate parfois, et qu'il faut considérer suivant qu'elle est pratiquée sur la femme vivante ou après la mort.

1° *Chez la femme vivante.* — On réserve ordinairement cette opération pour les cas où il y a un rétrécissement du bassin tel qu'il est impossible d'extraire l'enfant, même à l'aide de la céphalotripsie, c'est-à-dire lorsque le rétrécissement est au-dessous de six centimètres, ou bien lorsque le rétrécissement étant moins prononcé, il y a une présentation de l'épaule irréductible (PAJOT). La mortalité, effrayante autrefois, l'est beaucoup moins depuis l'emploi des antiseptiques. J'ajouterai avec STOLTZ : « Si cette opération a donné des résultats si fâcheux, c'est que bien souvent on l'a pratiquée dans des cas absolument désespérés, alors que la femme était épuisée par les souffrances. »

Dans certains cas, réellement très embarrassants, où l'on hésite entre l'embryotomie et l'opération césarienne, il faut s'entourer de conseils, et tout en tenant compte du pronostic moins sombre de l'opération césarienne depuis l'usage des antiseptiques, on doit garder un juste milieu, et ne pas nuire à la mère sous prétexte de sauver l'enfant. « Si la femme dit Mgr BOUVIER était si affaiblie par les souffrances qu'elle fût incapable de supporter l'opération césarienne, il ne serait pas permis de l'entreprendre par intérêt pour l'enfant, parceque ce serait tuer la mère, et on ne doit jamais faire un mal pour obtenir un bien. »

2° *Opération césarienne post mortem.* — On doit pratiquer l'opération césarienne après la mort de la mère, toutes les fois que l'on pense pouvoir retirer un enfant ou un embryon vivant, pour conférer le baptême. Telle est la règle, mais que d'obstables à accomplir ! Si l'enfant est à terme ou à peu près à terme, il ne survit à la mère que quelques minutes (Depaul, Pajot), et souvent il est mort avant elle. Se trouver là au moment opportun, obtenir le consentement de la famille, et avoir le courage de pratiquer cette opération au moment même où la femme vient de rendre le dernier soupir, telles sont les principales difficultés.

S'il s'agit d'un embryon ou fœtus, il survit souvent un temps assez long à la mère. Mais qu'elles sont rares les familles qui consentent à l'opération dans ces conditions!

Lorsque vous prévoyez un cas de ce genre, priez d'abord, demandez conseil à un prêtre éclairé, et faites pour le mieux, tout en vous rappelant qu'avant de rien entreprendre, il vous faut l'autorisation formelle de la famille.

Avortement provoqué. — Les deux principales indications de cette opération sont : 1° des vomissements incoercibles menaçant la vie de la mère ; 2° la présence d'un rétrécissement du bassin tel que le passage d'un enfant à terme est impossible. Dans le premier cas, j'hésiterais beaucoup à provoquer l'avortement, parcequ'il tue certainement le fœtus. Mais là non plus, il n'y a pas de précepte, et on doit, avant d'intervenir, s'entourer de conseils. Dans le second cas, je crois l'opération parfaitement licite, si l'enfant est âgé d'au moins sept mois, car alors il est viable, et on est ainsi utile à l'enfant et à la mère.

Il n'y a rien à signaler pour les autres opérations obstétricales (forceps, version), sauf cependant les deux considérations suivantes : 1° toutes les fois que l'on craint de voir naître un enfant mort on doit donner le baptême intra-utérin avant d'intervenir; — 2° Si l'opération est susceptible de mettre les jours de l'opérée en danger, on doit l'engager d'abord à se munir des Sacrements.

§ V.

CONDUITE DU MÉDECIN CHRÉTIEN AUPRÈS DES MALADES.

I.

Que de fois, en quittant un malade, le médecin est obligé de dire : il n'y a rien à faire ! Elle est longue, en effet, la liste des maladies en face desquelles la médecine est impuissante ! Cependant, quand il n'y a plus rien à faire pour le praticien, il reste au médecin chrétien une tâche importante à remplir ; il doit prévenir la famille, l'engager à faire venir le prêtre, très souvent avertir lui-même le prêtre, et faciliter, par suite, l'administration de trois Sacrements : Pénitence, Eucharistie et Extrême-Onction.

C'est là un devoir essentiel. Il importe donc de l'accomplir dans les meilleures conditions et avec le plus de profit possible pour le malade. Ces conditions sont de deux sortes : examiner chaque malade avec soin afin d'être fixé autant que possible sur le pronostic ; — prévenir assez à temps la famille et le prêtre.

Pour peu qu'on réfléchisse aux difficultés fréquentes du diagnostic, on se convaincra facilement de la nécessité de faire un examen approfondi de chaque malade. Tout est d'ailleurs profit pour le médecin qui établit tout d'abord solidement son diagnostic : on lui pardonne toujours de dire « la science est impuissante dans telle ou telle maladie », mais on ne lui pardonne pas de dire « ce n'est rien » si le malade vient à mourir peu après. En outre, un

examen approfondi permet une thérapeutique rationnelle, et fait éviter, sous le rapport religieux, bien des déboires et des regrets.

Il est vrai de dire que, malgré la plus grande attention, il y a des surprises, des erreurs, des incertitudes de diagnostic ; il se produit fréquemment aussi des complications imprévues, des morts inopinées. Quelles que soient les précautions prises et l'attention apportée, il y a des maladies qui échappent à toutes les prévisions. Mais on évitera nombre de ces surprises, si l'on a soin de faire prévenir le prêtre dès que la maladie semble sérieuse, ou lorsque on reste dans le doute. Dans le cours de la fièvre typhoïde, de la pneumonie, dans les maladies de cœur, dans la phtisie avancée, etc., etc., que de fois un délire brusque, une embolie, ou toute autre complication précipitent la fin ou font que le prêtre n'arrive pas en temps utile. Dans les affections à issue douteuse, aussi bien que dans les affections à pronostic fatal, il est donc nécessaire de prévenir le prêtre. Aux temps de foi, il était de règle que tout malade qui gardait le lit depuis plus de trois jours, faisait appeler le prêtre. Cela avait au moins le bon côté de rendre les morts sans confession bien moins fréquentes.

En résumé, examiner avec soin ses malades, et faire administrer les Sacrements en temps utile et alors que les malades ont leur connaissance, telle est la conduite du médecin chrétien.

Ce que je dis ici de la confession s'applique également au Sacrement d'Extrême-Onction. Beaucoup de médecins négligent d'indiquer le moment opportun pour l'administration de l'Extrême-Onction. Tout n'est pas fini après la confession ; — la Communion il est vrai regarde le prêtre, — mais très souvent le médecin pourra donner des indications utiles pour l'administration de l'Extrême-Onction en temps opportun.

II.

Où la tâche du médecin est délicate, où il lui faut souvent bien du tact, c'est dans la manière de prévenir les familles et de leur dire : le moment est venu de faire demander un prêtre. Souvent, il est vrai, cela va tout seul. Que de fois cependant, même dans les familles chrétiennes, on vous répond : mais cela va frapper le malade, aggraver son état, etc. Il faut alors insister un peu, réfuter les objections, mais avec tact et douceur. J'ai souvent dit ceci dans les familles que je ne connais pas : « Si vous avez des arrangements à faire, faites venir le notaire ; il est temps aussi de demander le prêtre. » L'expérience et les circonstances suggéreront d'ailleurs bien des moyens de dire ce qu'il convient avec tact, modération, douceur et sans insistance déplacée. En tout cas, le plus souvent il sera nécessaire de prévenir aussi soi-même le prêtre de la paroisse, même après avoir averti la famille, afin d'éviter tout oubli ou négligence de la part de personnes trop souvent indifférentes ou même hostiles.

Sauf certaines exceptions, le malade ne doit pas être averti par le médecin même. Cependant parfois un mot discret du médecin à son malade suffit à ouvrir au prêtre la maison d'où il avait été éconduit jusqu'alors.

III.

Il ne faut cependant pas se dissimuler que malgré tous ses efforts, le médecin ne réussira pas toujours à faire recevoir le prêtre. Mais au moins il aura fait son devoir, et il aura la satisfaction d'avoir cherché à rendre à ses malades, outre les soins médicaux, les secours de la religion. Le plus souvent cependant il pourra, à défaut d'une guérison impossible, procurer une fin chrétienne aux malades qui lui sont confiés. Et ce n'est pas là le côté le moins beau et le moins consolant de la pratique médicale. Envisagée dans son ensemble, mais surtout sous le rapport qui nous occupe, la médecine est moins une profession qu'un ministère.

Que le médecin n'oublie donc pas, qu'après avoir soigné de son mieux ses malades, il peut et doit, en facilitant l'accès du prêtre, contribuer à la guérison des âmes. Quelquefois des moqueries seront sa récompense; mais le plus souvent des remerciements sincères de la part des familles et des malades eux-mêmes, viendront le réconforter. Tout au moins le sentiment du devoir accompli et la pensée d'avoir aidé à la fin chrétienne des malades seront une récompense amplement suffisante.

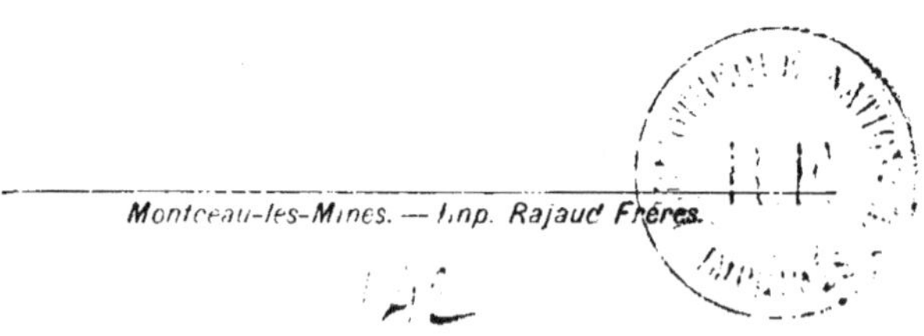

Montceau-les-Mines. — Imp. Rajaud Frères.

www.ingramcontent.com/pod-product-compliance
Lightning Source LLC
LaVergne TN
LVHW052031160826
845678LV00003B/1273

* 9 7 8 2 3 2 9 6 4 3 1 9 9 *